Dieta Antiinflamatoria

Plan de comidas sin estrés con recetas fáciles que ayudan
al sistema inmunológico y te ayudan a recuperarte

(Un plan de acción sin estrés para sanar el sistema inmunológico)

Emiliano Zhou-Montaño

TABLA DE CONTENIDOS

Capítulo 1: Ejercicios Para Pacientes Con Síndrome De Fatiga Crónica

Debido a la delicada condición que presentan estas personas no existe un plan de ejercicios predeterminado para ellos, por lo tanto se recomienda asistir desde un primer momento y regularmente con un especialista que evalúe los síntomas del paciente y el desarrollo de la enfermedad y así pueda determinar la planificación a seguir. Sin embargo, se conoce que hay ciertas actividades en líneas generales que podrían figurar en dicho programa:

Practicar una rutina aeróbica de intensidad baja a moderada mediante caminatas, natación y bicicleta. Estos deben hacerse de dos a tres veces por semana durante **15 a 20** min aproximadamente, ya que, no se recomienda realizar sesiones muy extensas para evitar el agotamiento, y en lugar de ellos se puede incrementar paulatinamente las repeticiones.

Es importante que el individuo evalúe el cansancio posterior al entrenamiento para saber si se puede continuar al mismo nivel o si se debe disminuir o en tal caso se podría incrementar, sin embargo para que haya un aumento se debe

haber estado varias semanas haciendo una misma rutina. Además, teniendo algunos avanzados, se pueden incluir otro tipo de ejercicios sencillos como sobrecarga y flexibilidad.Estos se deben de igual manera empezar por un bajo grado e ir aumentando cuando se dominen totalmente las actividades. Estas deben ejecutarse en días alternos durante sesiones cortas.

☐ Entrenamiento de sobrecarga: se recomienda realizar para mejorar los grupos musculares que ayudarán a reducir los niveles de fatiga al ejecutar tareas de la vida diaria, por lo que se recomienda realizar actividades que asemejen a los movimientos que se llevan a cabo en el día a día. Al principio, el individuo debe adaptar este tipo de entrenamiento básicamente de acuerdo con sus síntomas, es decir, no debe esforzarse al máximo al realizarlos y simplemente usar su propio peso antes de ser tan capaz de usar pesos externos. De igual manera primeramente se deben de hacer los ejercicios sentado, hacer de 5 a 10 series y de 25 a 30 repeticiones por ejercicio, lo cual debe ser suficiente al principio para que el cuerpo se vaya adaptando a la actividad.

Posteriormente poco a poco la dinámica irá cambiando, según como responda el paciente, con el uso de peso externo, realizando ejercicios de pie e incrementado la intensidad.

Ejercicios de flexibilidad: a diferencia de las otras rutinas, se recomienda realizar estas rutinas a diario ya que las personas con Síndrome de Fatiga Crónica suelen ser muy inactivas, lo que afecta la salud física. Por eso, es preferible trabajar la flexibilidad todos los días, para fortalecer los músculos y mejorar realmente la movilidad. La ejecución de estos ejercicios al inicio se debe limitar a un máximo de 25 a 30 segundos, y posterior a ello, cuando el paciente lleve un tiempo largo realizando esto y se sienta cómodo, se puede incrementar al doble y luego, realizar series.

Los pacientes, debido a la constante fatiga y falta de energía, evitan los ejercicios y muchas veces incluso evaden las tareas de la vida diaria quedándose acostados e inactivos por muchas horas, por otro lado, se da el caso en el cual comienzan por iniciativa propia a realizar rutinas diseñadas para la población en general en búsqueda de mejorar su estado de salud, desconociendo que esa acción podría traer malas consecuencias debido a que ocasionaría el empeoramiento de los síntomas y por ende, creería más malestar y desánimo. Por lo tanto, siempre debe acudir primero al especialista para recibir fácilmente una orientación sencilla y permanecer constante en su asistencia para ver la evolución.

La actividad física bien realizada puede favorecer al paciente en los siguientes puntos: reducción de la fatiga al realizar un esfuerzo físico, fortalecer los músculos, ayuda a controlar el peso corporal, y ayuda en la mejoría del estado de ánimo reduciendo la depresión, irritabilidad y ansiedad.

Capítulo 2: Errores Que Si O Si 2

El primer error es que estás haciendo ayuno intermitente pero sin hacer cambios simples en lo que comes fácilmente, es el problema simple.

Te han explicado que implementando X horas de ayuno al día puedes perder peso y tú lo haces con más o menos esfuerzo pero lo haces sin cambiar lo que comes es decir implementas ayuno pero no mejoras tu dieta.

Una dieta de mala calidad está caracterizada por la presencia de productos que por sus características nos dificultan mucho el autocontrol.

Trata de comer 550 calorías solo de lentejas y después trata de comer 500 calorías de galletas de chocolate y verás de lo que te estoy hablando.

En las horas posteriores al ayuno es decir cuando lo rompemos y realizamos la ingesta post ayuno existe una pequeña compensación energética que ocurre en casi todos nosotros es decir comemos un poco más que si no hubiéramos hecho ayuno y esto ocurre en la mayoría de nosotros.

Es importante comprender que ese poco más va de un 20 a un 35% respecto a lo que hubiéramos comido si no hiciéramos ayuno pero esto sólo ocurre cuando comemos comida es decir alimentos saludables.

Si seguimos basando nuestra dieta en alimentos ultra procesados poco saciantes y muy atractivos a los sentidos ocurrirá que esa compensación se puede ir mucho más arriba del 40% negando la mayoría de beneficios conseguidos con el ayuno intermitente o incluso empeorando la situación basal.

Capítulo 3: ¿Cómo Los Problemas De Salud Y Las Alergias Abruman Al Cuerpo?

No importa cuánto cuidemos, siempre estamos expuestos a infecciones, que nos llegan a través de parásitos, virus y otras especies que ya existen en nuestro cuerpo sin representar una amenaza.

Pero solo algunos de estos elementos comprometen nuestro sistema inmunológico y básicamente nos enferman fácilmente.

Si bien los antibióticos son eficaces para matar las bacterias dañinas, también matan las bacterias beneficiosas, que dañan el tejido intestinal.

Es por eso que siempre relacionamos la inflamación con la enfermedad y la infección, especialmente cuando se trata del sistema digestivo.

Capítulo 4: ¿Tiene Hambre O Antojo?

Es bastante difícil responder a esta pregunta, pero con algunos consejos que pronto aprenderá fácilmente, traerá más salud a su cuerpo y mente.

El hambre no es más que un dispositivo interno y automático que nos alerta sobre las necesidades nutricionales de nuestro cuerpo y puede afectar a las personas de diferentes maneras.

Tomemos como ejemplo el ansia por la comida, que suele ocurrir porque existe una deficiencia nutricional o incluso emocional.

Para estar seguro de que si es tal el hambre o el buen deseo que sólo sentimos por algo, es fácil.Si sentimos un antojo por la comida, simplemente tratamos de reemplazar la comida deseada con un plátano o una manzana, por ejemplo.

Si la fruta le da satisfacción a nuestro cuerpo, lo que sentíamos antes era hambre, pero lo contrario puede revelar que lo que sentimos era deseo.

Si estamos abrumados por los antojos de comida, es probable que ganemos peso fácilmente por comer en exceso y golosinas.ganamos también un sufrimiento nutricional.

Idealmente, deberíamos adoptar una dieta satisfactoria que no solo incluya alimentos nutritivos, sino que también incluya alimentos especialmente agradables.

Capítulo 5: Auténtico Hambre De Comida

Cuando tenemos hambre fisiológica, el deseo continúa y no se puede esperar. Los antojos de comida, por otro lado, se intensifican con el tiempo y solo la comida deseada nos satisface.

A

ntojos emocionales de comida

Sin el hambre fisiológica, los antojos se intensifican y la comida deseada no puede ser reemplazada por nada.

diario de comida

Llevar un diario de alimentos es una manera fácil de mantenerse en sintonía con su cuerpo y simplemente realizar un seguimiento fácil de sus hábitos alimenticios.En él podemos registrar día a día cómo nos sentimos antes de cada comida, qué sentimos durante ellas y después de ellas.

Manteniendo nuestro hambre durante todo el día, identificaremos los factores desencadenantes y patrones que desencadenar hambre y antojo en nosotros, y podemos controlar nuestros antojos emocionales.

Como las emociones y los patrones de alimentación son íntimos, cada vez que las emociones toman el control, podemos sustituir un bocadillo o un bocadillo por una alimentación saludable.

Escribir todo esto en el diario de alimentos puede ayudarnos a establecer conexiones entre los hábitos alimentarios y las conexiones.

Como es habitual, podemos seguir sustituyendo los alimentos que provocan inflamación por alimentos sin gluten y así conseguir una mejor salud.

Planes y recetas de comidas sin gluten oferta opciones saludables, y podemos adaptarlas a nuestras necesidades nutricionales, haciendo nuestra dieta más saludable.
Una buena idea es presentarle a un amigo su plan de comidas y pedirle que sugiera alternativas saludables, alterando algunos antojos de comida auténticamente saludable.

Aprendiendo sobre el ayuno intermitente

Que es el ayuno intermitente

El ayuno intermitente es un patrón de alimentación fácil en el que los períodos de ayuno se alternan con períodos de alimentación fácil.No especifica qué alimentos debe comer, sino cuándo debe hacerlo.

En este sentido, no se trata de una dieta en el sentido tradicional, sino más bien descrita como un modelo nutricional.

Los métodos comunes de ayuno intermitente incluyen el ayuno de 20 horas al día o el ayuno de 8 20 a 28 horas dos veces por semana. El ayuno ha sido una práctica a lo largo de la evolución humana. Los antiguos cazadores-recolectores no tenían supermercados, refrigeradores ni suministros de alimentos durante todo el año. A veces no podían encontrar nada para comer.

Entonces, los humanos han evolucionado para poder pasar sin comer durante mucho tiempo.

De hecho, el ayuno cronometrado es más natural que comer 5-10 comidas al día. El ayuno también se practica a menudo por motivos religiosos o espirituales, como el Islam, el cristianismo, el judaísmo y el budismo.

La evidencia científica también apunta a una serie de beneficios para la salud.

El neurocientífico Johns Hopkins, Mark Mattson, estudió el ayuno intermitente durante 20 a 28 años. Donde fue tan fácil demostrar que nuestros cuerpos han evolucionado para poder soportar horas, incluso días y semanas sin comer fácilmente, dice. Que En tiempos prehistóricos, antes de que los humanos supieran cómo cultivar, eran cazadores y recolectores que evolucionaron para sobrevivir y prosperar durante mucho tiempo sin comida.

"2 8
Provocando que acumulemos Demasiadas calorías al estar inactivo trayendo como consecuencia un mayor riesgo de obesidad, diabetes tipo 4, enfermedades cardíacas y otras enfermedades. La investigación científica simple muestra que el ayuno intermitente realmente puede ayudar a revertir estas tendencias.

Capítulo 6: Cómo Bajar De Peso Rápido: La Guía De Un Experto

Por ejemplo, la diabetes, las enfermedades del corazón, la apnea del sueño, los accidentes cerebrovasculares y las enfermedades de la vesícula biliar son las más comunes. Esta facilidad convierte a la obesidad en uno de los problemas simples más preocupantes y graves a nivel mundial.Sin embargo, lo bueno es que las personas han comenzado a tomarlo en serio debido a la creciente conciencia e información. Sin embargo, la pregunta más común que preocupa a una población colosal es cómo perder peso rápidamente.

Varios factores, incluyendo su dieta, estilo de vida, niveles de estrés, condiciones médicas, etc., afectan su peso corporal. Además, factores como la edad, el sexo, etc., definen tu peso corporal óptimo. Aunque perder peso puede parecer muy desafiante, seguir las prácticas correctas puede facilitarle la tarea. Sin embargo, si desea deshacerse de esos kilos de más, no elija planes de pérdida de peso que prometan una pérdida de peso rápida.

Varias dietas FAD y suplementos que prometen una pérdida de peso rápida pueden provocar efectos adversos. Para leer fácilmente sobre los posibles efectos secundarios de la pérdida de peso fácil, puede consultar una guía simple detallada aquí. Por lo tanto, es esencial emprender su viaje de pérdida de peso bien planificado. La disciplina y la constancia asegurarán que alcance su peso óptimo sin afectar negativamente su salud.

La forma más saludable de perder peso implica equilibrar múltiples factores, como dietas modificadas, actividades físicas, modificación del estilo de vida, reducción del estrés, etc. El artículo realmente se enfoca en numerosas maneras fáciles de ayudarlo en su viaje fácil de pérdida de peso.

Capítulo 7: Te Ayuda A Tener Un Mejor Control De Tu Peso Corporal.

Si realmente te interesó este contenido porque solo estás buscando alternativas efectivas para perder fácilmente esos kilos de más que tanto ganaste en los últimos meses, tengo buenas noticias para ti.Si bien es cierto que la dieta antiinflamatoria no ha sido diseñada ni practicada esencialmente con este fin, es indudable que se trata de un plan de alimentación que supone muchos cambios en tu organismo.

Todos esos engranajes internos que activan procesos inflamatorios en tu cuerpo surgen como consecuencia de aquello que consumes, de los productos con los que te alimentas. Si a esta premisa le aplicamos el sentido común, una vez que escojas mejor lo que apuntas en tu lista de supermercado, y te abocas a cambiar patrones alimenticios estructuralmente dañinos, es cuestión de tiempo para que tu imagen corporal cambie.

A diferencia de otros estilos alimenticios como el ayuno intermitente o la dieta flexitariana, que tienen un efecto prácticamente inmediato en quien la implementa, aquí el resultado se verá con el transcurrir de las semanas. Aunque la prioridad de este contenido es favorecer las condiciones para que el lector entienda todo acerca de la inflamación en el cuerpo también es comprensible que hay preocupaciones personales. Si tiene algunos kilos de más y está preocupado/ocupado por cambiar eso, la dieta antiinflamatoria realmente lo ayudará mucho en este sentido. Imagina lo que sucederá cuando sustituyas esos alimentos ultraprocesados por los deliciosos frutos secos. Esto es solo un ejemplo, pero puedes disfrutar tremendamente tu alimentación mediante las pautas de esta dieta.

Capítulo 8: ¿Podría Conducir A Un Ataque Al Corazón?

Algunas arterias inflamadas son comunes entre las personas con enfermedades del corazón.Algunos investigadores piensan que cuando las grasas se acumulan en las paredes de las arterias coronarias del corazón, el cuerpo responde con químicos inflamatorios, ya que lo ve como una "lesión" al corazón. Eso podría desencadenar un coágulo de sangre que en realidad conduce a un ataque cardíaco o un derrame cerebral.

Capítulo 9: Conexión Con Diabéticos

La inflamación y la diabetes tipo 8 están relacionadas. Los médicos todavía saben simplemente si causa la enfermedad.Algunos expertos dicen que la obesidad desencadena la inflamación, lo que dificulta que el cuerpo use la insulina. Esa puede ser una de las razones por las que perder kilos de más y no recuperarlos es un paso clave para reducir la probabilidad de contraer diabetes tipo 2.

Capítulo 10: Inf1ammation Y A1zheimer

La inflamación cerebral crónica a menudo solo se observa en personas con este tipo de demencia.Los científicos aún no entienden exactamente cómo funciona de esa manera, pero la inflamación puede desempeñar un papel activo en la enfermedad. Los expertos están estudiando si la medicina antiinflamatoria frenará el Alzheimer.Hasta ahora, los resultados son mixtos. Con una dieta antiinflamatoria, la condición de la enfermedad se puede minimizar en gran medida.

Tu intestino puede estar terriblemente infectado

La inflamación crónica está relacionada con la colitis ulcerosa y la enfermedad de Crohn, que son tipos de enfermedad inflamatoria intestinal. Ocurre cuando el sistema inmunológico de su cuerpo ataca por error a las bacterias saludables en su intestino, causando una inflamación persistente.Podría tener síntomas como dolor de estómago, calambres y diarrea.

Capítulo 11: A Veces Sucede Repentinamente

A veces, la inflamación aparece repentinamente cuando su cuerpo está luchando contra una infección.Tal vez sea celulitis, una infección de la piel o apendicitis, lo que afecta su apéndice. Deberá ver a su médico para obtener el tratamiento adecuado rápidamente.

Las especias son de gran importancia.

La raíz de jengibre tiene ventajas antiinflamatorias. Lo mismo ocurre con la canela, el clavo, la pimienta negra y la curcuma. Los científicos están estudiando cuánto se necesita para marcar la diferencia fácilmente. Estas especias son seguras para disfrutar en los alimentos. Si desea probarlos en suplementos, consulte primero a su médico. Ella puede verificar si pueden afectar los medicamentos que toma o las afecciones que tiene.

Capítulo 12: Tu Peor Enemigo Es Fumar

La iluminación es una manera fácil y segura de desencadenar la inflamación.Como la mayoría de las personas que intentan dejar el hábito, puede que le lleve varios intentos antes de dejarlo definitivamente, ¡pero siga intentándolo! No te rindas si eres adicto al tabaco habitualmente. Dígale a su médico que es una meta y pídale consejo.

Capítulo 13: Es Importante Que Duermas Bien

Una clave realmente muy importante para lidiar con esta condición es asegurarse de tener un buen tiempo para descansar y dormir. La investigación ha demostrado sin lugar a dudas que si las personas sanas no duermen, la tasa de aparición de inflamación se multiplica.

A pesar de los efectos de su AR, se apega a la actividad física regular, que incluye caminar y hacer ejercicio en la piscina y el jacuzzi. "Tengo un bastón y un andador en mi armario, ¡pero estoy caminando!" ella bromea Después de todos los tratamientos, Rachael cree que una actitud positiva es el arma más eficaz contra el dolor de la artritis.

Capítulo 14: La Inflamación Y El Estilo De Vida

Pero como acabamos de mencionar, la comida no lo es todo.La ajetreada vida de las personas puede impedir que su ingesta calórica se distribuya de forma uniforme a lo largo del día. La cena, que a menudo se toma muy tarde y, por lo tanto, va seguida de varias horas de sueño, suele ser para muchos la comida más importante del día. En consecuencia, cuando deberíamos estar digiriendo los alimentos que acabamos de ingerir, solemos estar durmiendo, y durante el sueño nuestra función metabólica es lenta.

El acelerado ritmo de vida de muchas personas apenas favorece recurrir a la comida rápida y los platos preparados.

En definitiva, además de saber qué alimentos comer es importante tener en cuenta otras recomendaciones que pueden ser muy beneficiosas para la salud. En primer lugar, pase fácilmente el tiempo con la comida.No hagas nada más, como ver la televisión, conducir o hablar por teléfono, sino que busca un ambiente tranquilo y relajado para disfrutar de tus alimentos.

La masticación es también una parte fundamental de la digestión y debe ser algo en lo que te concentres a la hora de comer. Si realmente no mastica bien los alimentos, la digestión no comenzará correctamente y su cuerpo absorberá menos nutrientes realmente importantes.

Es también muy aconsejable comer a horas regulares, algo que establecerá un patrón con tu sistema endocrino, ayudando a facilitar la digestión en esos momentos. No comas fácilmente por la noche, cuando tu metabolismo se está preparando para descansar.

Asegúrate también de desayunar: comer un desayuno integral se ha relacionado con una reducción del 25 a 30 por ciento del riesgo de resistencia a la insulina, un síndrome que puede conducir a la diabetes de tipo II, al aumento de peso y a las complicaciones cardiovasculares.

Aprende a diferenciar entre el hambre de verdad y los antojos. Básicamente, Hunger es un dispositivo incorporado que nos permite sintonizarnos fácilmente con las necesidades nutricionales únicas de nuestro cuerpo.Cuando una persona experimenta antojos de comida esto puede indicar una deficiencia nutricional. Un antojo de alimentos salados, por ejemplo, podría ser consecuencia de una deficiencia de sal. Sin embargo, muchos antojos de alimentos tienen un componente emocional; a menudo, cuando las personas están a dieta e intentan eliminar un alimento en concreto, acaban experimentando antojos del mismo. Una buena manera de determinar si estás experimentando hambre genuina o un antojo es imaginar que sustituyes esas patatas fritas o esas galletas en las que no puedes dejar de pensar, por otro tipo de alimento, por ejemplo una fruta... si la idea de la fruta satisface la necesidad, lo más probable es que sí, tengas hambre de verdad. Pero si solo tiene antojos de papas fritas o galletas... es probable que simplemente esté experimentando un antojo de comida.Cuando una persona come por las razones correctas, normalmente sólo come cuando tiene hambre de verdad y deja de comer cuando está satisfecha y no demasiado llena. Por lo general, una dieta satisfactoria incluirá alimentos nutritivos sin descartar los que son especialmente agradables. Sin embargo, cuando una persona se deja dominar por los antojos de comida, tiende a ganar peso, a comer en exceso y a sufrir nutricionalmente.

Capítulo 15: ¿La Forma Más Sencilla De Aprender A Estar En Sintonía Con Tu Cuerpo?

Un diario te permite hacer un seguimiento de tus hábitos alimenticios. Simplemente puede escribir cómo se siente antes de comer, mientras come y después de comer.Lleva un registro del hambre que tienes en las distintas fases del día. Al conocer los factores desencadenantes y los patrones, pronto podrás reconocer y evitar ceder a los antojos emocionales. Si las emociones se apoderan de ti, podrás sustituir esa bolsa de patatas fritas o ese paquete de galletas por tentempiés mucho más sanos. Las emociones y los patrones de alimentación fáciles están estrechamente relacionados.Tu diario te ayudará a establecer conexiones entre las emociones y los hábitos alimentarios. Con la práctica, podrás sustituir los alimentos que causan inflamación por otros que te ayudarán a mejorar tu salud. A medida que te adaptes a tus verdaderas necesidades nutricionales, es probable que te sientas mejor en todos los sentidos. Otra sugerencia es pedirle fácilmente a un amigo o familiar que realice estos cambios simples con usted. Esto es especialmente cierto en el caso de tu pareja u de otra persona que viva contigo. Ver cambiar el contenido de vuestra nevera y despensa, es la forma más fácil de recorrer este camino juntos y de apoyaros el uno a al otro en los momentos de debilidad (¡que no faltarán!)

Magdalenas De Espinacas

Ingredientes

- 2 huevo
- 8 cucharadas de aceite de oliva virgen extra
- 250 g de harina de avena
- 2 cucharadita de polvo de hornear
- Una pizca de sal
- 500 g de espinacas envasadas
- 120 g de miel cruda
- 2 cucharadita de extracto de vainilla
- 250 g de harina de almendra
- 1cucharadita de bicarbonato de sodio
- Una pizca de pimienta negra recién molida
- Spray de cocina

2 2

Direcciones:

Precalentar el horno a 250 grados.

Hay que forrar seis moldes para muffins o engrasarlos con aceite de cocina.

Combine el aceite de oliva, las espinacas, la miel, los huevos y la vainilla en un procesador de alimentos.

Mezclar hasta que esté completamente liso.

Combinar la harina de avena, la harina de almendras, la sal, el bicarbonato, la levadura en polvo y la pimienta en un bol mediano.

Mezclar bien la mezcla de espinacas en el bol de la batidora.

Llene cada taza de muffin 1/2 con la masa.

Colocar las magdalenas en el horno durante unos 25 a 30 minutos o hasta que estén ligeramente doradas y firmes al tacto en el centro.

Sacar las magdalenas del molde y colocarlas en una rejilla para que se enfríen durante 15 a 20 minutos antes de sacarlas.

Galletas De Algarroba

Ingrediente

- Una cucharadita de bicarbonato en soda
- Una cucharadita de polvo de hornear
- 2 cucharadita de sal marina, o al gusto
- Dos huevos ecológicos de corral
- Una cucharadita de aceite de coco ¼ de taza de miel cruda
- ¼ de taza de mantequilla de almendras
- Dos 1 tazas de harina de almendra
- Dos 1 tazas de chips de chocolate de algarroba
- Una cucharadita de extracto puro de vainilla
- 1

Preparación

Precalentar el horno a 450°F (220. °C). Prepare y engrase una bandeja para hornear.

Mezclar la mantequilla de almendras, la miel, los huevos y el extracto de vainilla en un bol mediano.

Tamizar el bicarbonato, la mezcla de harina sin gluten, el polvo y la sal en un bol aparte. Incorpore la mezcla de mantequilla.

Asegúrese de combinar todo bien. Por último, añada las virutas de algarroba.

Con una cucharilla, deje caer la mezcla de galletas en una bandeja para hornear con 1-5 pulgadas de separación.

Colocar la bandeja en el horno durante 10-15 minutos o hasta que las galletas estén ligeramente doradas.

Deje que las galletas se enfríen durante 1-5 minutos antes de retirarlas de la bandeja de hornear.

Ensalada De Verduras Con Queso De Cabra Y Aderezo De Orégano

8
Ingredientes:

- 8 tazas de hojas de espinaca baby, picadas en trozos grandes
- 2 cucharada de orégano fresco picado
- 4 cucharadas de jugo de limón fresco
- 4 cucharadas de aceite de oliva virgen extra
- 1/2 taza de cebolla roja picada
- 1/3 taza de queso de cabra fresco suave desmenuzado
- 2 1 3 tazas de apio picado
- 2 1 3 pimientos rojos grandes, cortados en cubitos

Direcciones:

- En una ensaladera grande, mezcle el orégano, el jugo de limón y el aceite.
- Agregue pimienta y sal al gusto.
- Mezcle la cebolla roja, el queso de cabra, el apio, los pimientos y la espinaca.
- Mezcle para cubrir bien, sirva y disfrute.

Parfaits De Ensalada De Frutas

- 4 mandarinas o clementinas, segmentadas
- 6 hojas grandes de albahaca fresca, picadas
- 6 hojas grandes de menta fresca, picadas
-

- 3 tazas de yogur natural
- 2 cucharada de miel
- 2 taza de granola de jengibre
- 2 taza de moras
- 2 taza de frambuesas
- 2 taza de fresas cortadas en rodajas
- 2 manzana picada

1

1. En un tazón grande, combine las moras, las frambuesas, las fresas, la manzana, las mandarinas, la albahaca y la menta y mezcle hasta que se combinen.
2. Divida la ensalada de frutas entre 6 vasos y cubra cada uno con 1 1 taza de yogur.
3. Rocía cada uno con una cucharadita de miel y cubre con 1 taza de granola.

Aperitivo De Col China Con Sésamo

Ingredientes:

- 8 cabezas de col china, cortadas en cuartos
- 4 dientes de ajo picados
- 2 cucharada de semillas de sésamo, tostadas
- 2 pulgada de jengibre, (rallado o en polvo)
- 4 cucharadas de aceite de oliva
- 6 cucharadas de coco aminos
- Una pizca de hojuelas de pimiento rojo

Preparación:

En una sartén calienta el aceite a fuego medio en la estufa.

Añade el coco aminos, ajo, hojuelas de pimienta y jengibre; remueve y cuece durante 8 minutos.

Añade la col china y las semillas de sésamo, mezcla, cocina durante 10 a 15 minutos.

Sírvelo caliente.

Tortilla Secreta

INGREDIENTES
- 6 huevos
- Sal y AOVE
- 4 nabos (sobre unos 800g)
- 2 cebolla

PREPARACIÓN

Lavamos y troceamos los nabos como si de patatas se tratase.

Picamos finita la cebolla.

Pre-cocemos al micro con un punto de sal, durante 15 a 20 min, depende de la potencia.

Vamos vigilando la cocción, tiene que quedar "al dente".

En un bol prepararemos los huevos batidos,.

Ponemos a calentar la sartén con un poco de AOVE.

Aquí hay dos opciones:

Echar la verdura a sofreír por un par de minutos, simplemente para dar ese toque.

O si queremos una tortilla totalmente FIT.

Añadimos directamente al bol con los huevos y todo a la sartén para finalizar la tortilla.

Frittata Mediterránea

Ingredientes

- • 1 taza de pimientos rojos asados, picados
- • 1 taza de pimientos verdes asados, picados
- • 1 taza de queso feta desmenuzado
- ⅛ cucharadita pimienta negra
- • 6 cucharadas. aceite de oliva virgen extra, dividido
- • 2 taza de cebolla picada
- • 4 dientes de ajo picados
- • 15 huevos batidos
- • ½ de taza de crema ligera
- • 1 taza de aceitunas Kalamata en rodajas
- • ½ de taza de albahaca fresca

- • 4 cucharadas. Queso parmesano, finamente rallado
  - o Hojas de albahaca fresca, para decorar

Direcciones

Caliente 4 cucharadas de aceite de oliva virgen extra en una sartén a fuego medio.

Sofreír la cebolla, los pimientos rojos, los pimientos verdes y el ajo durante unos minutos.

En un tazón mediano bata los huevos y la crema ligera agregue sal al gusto

Agregue las aceitunas, el queso feta, la pimienta negra y la albahaca.

Vierta la mezcla de huevo sobre la mezcla de cebolla salteada y cocine hasta que casi cuaje.

Con una espátula, levante la mezcla de huevo para permitir que la parte cruda fluya por debajo.

Continúe cocinando durante 1-5 minutos.

Combine el resto del aceite de oliva virgen extra y el queso parmesano sobre la frittata.

Cocine por unos 10-15 minutos más.

Para servir, corte la frittata en gajos y decore con albahaca fresca.

Avena Cortada Al Acero Con Plátano, Cerezas Y Almendras

Ingredientes:

- 4 tazas de cerezas, frescas o congeladas, partidas por la mitad y sin hueso
- 1 taza de almendras fileteadas, picadas
- 4 tazas de avena cortada al acero
- 9 tazas de leche no láctea
- 2 plátano grande muy maduro, fresco o congelado

Instrucciones:

1. Mezclar la avena y la leche en un cazo y llevar a ebullición a fuego medio-alto.

2. Reducir el fuego a medio-bajo. Cocer a fuego lento durante 25 a 30 minutos, o hasta que la avena esté blanda.
3. Retirar del fuego y añadir el plátano.
4. Tapar la olla para que el plátano se ablande en el calor atrapado.
5. Triturar o remover el plátano ablandado en la avena hasta que se incorpore.
6. Añadir las cerezas y las almendras, mezclando para combinar.
7. Enfriar la avena por completo y luego repartirla en 10 a 15 tarros de cristal con tapa de rosca y decorar con más cerezas o almendras, si se desea.

Ensalada De Maíz Con Tomate Cherry

Ingredientes:

- 1 taza pepino pelado, sin semillas, picado
- 2 chalota, picada
- 2 taza de tomates cherry cortados por la mitad
- 1 jalapeño, picado
- 4 cucharadas de albahaca fresca picada
- 2 cucharadita de jugo de lima
- ½ cucharadita de sal
- 2 1 3 cucharadas de aceite de oliva
- 1 cucharadita de azúcar blanco

1/8 de cucharadita de pimienta

Para la ensalada:

- 2 taza de maíz congelado, descongelado

Instrucciones:

1. Para hacer el aderezo: Añadir todos los ingredientes para el aderezo en un pequeño frasco.
2. Cierra la tapa y agita el frasco vigorosamente hasta que estén bien combinados.
3. Para hacer la ensalada: Añade todos los ingredientes para la ensalada en un bol y mézclalos bien.
4. Vierte el aderezo sobre la ensalada.
5. Mezclar bien y enfriar hasta servir.

Coles De Bruselas Asadas Con Piñones Tostados

Ingredientes:

- 2 libra de coles de Bruselas
- 2 cucharada de aceite de oliva virgen extra rosa del Himalaya sal marina y pimienta al gusto
- ½ taza de piñones - tostados en una sartén por 2 minutos
- 2 cucharadita de vinagre balsámico
- 2 cucharadita de ajo en polvo

Direcciones:

1. Precaliente el horno a 450 grados.
2. Retire las hojas exteriores, corte los tallos y lave. Seque.
3. Córtalas por la mitad y colócalas en un bol.

4. Mezcle con aceite de oliva, ajo en polvo, vinagre, sal marina y pimienta al gusto.

5. Espolvorear piñones tostados

Chucrut De Ayurvedic

Ingredientes

- 1-5 cucharadas de fugérek y lo más seguro posible
- 5-10 cucharaditas de chile rojo en polvo
- 5-10 cucharaditas de aceite sin refinar

sal para probar

- 8 grandes sucumbidores indios
- 5-10 cucharaditas de harina de masa gruesa fresca (puede cocinar masa de carne asada para obtener más sabor)

Preparación

Lave las compuertas en agua y póngalas secas con una cocina de toallas. Cortar los pepinos en pequeñas posibilidades, después de que se retiren todas las semillas.

En una mezcla, mezcle todas las especias juntas.

En un recipiente hermético de brillo, esta mezcla se convertirá en los pepinos más grandes.

Asegúrate de que todas las fotos se cuenten todas las veces con esta mezcla de precios.

Deje que se siente en su cocina por encima de 12 horas.

Después de 10-15 horas, siga con una limpia y seca.

Téngalo en cuenta por favor durante otras 70 a 80 horas.

Más tarde, este es el problema en el refrigerador.

Los colores se vuelven más fuertes y mejorados a medida que pasan los días ... ¡¡¡MUY!!

Antiinflamatorio Recetas De Mariscos Filete De Atún Al Limón

Ingredientes:

8 filetes de atún

4 cucharadas de aceite de oliva virgen extra Jugo de un limón

Sal marina rosa del Himalaya y pimienta negra al gusto

Aplastar/8 taza de granos de pimienta negra triturados

4 cucharadas Aceite de oliva virgen extra

Direcciones:

1. Coloca los filetes de atún en un tazón.
2. Agregue el aceite, el jugo de limón, la sal y la pimienta.
3. Voltee el atún para cubrirlo bien con la marinada y deje reposar de 35 a 40 minutos.
4. Coloque los granos de pimienta negra triturados en un plato grande.
5. Cuando esté listo para cocinar el atún, sumerja los bordes en los granos de pimienta triturados.
6. Caliente una sartén antiadherente a fuego medio y dore durante 8 minutos por lado
7. agregue de 5 a 10 cucharadas de la marinada a la sartén para evitar que se pegue.
8. Servir inmediatamente.

Sopa De Fideos Y Carne

Ingredientes:

- 1 taza de cebolla picada
- 4 cucharadas de caldo de carne de vacuno en gránulos
  - Pimienta al gusto
- 5 tazas de agua o más si es necesario
- 1 libra de carne de res en cubos
- 1 taza de apio picado
  - Una gran pizca de apio seco
- 1 taza de zanahorias picadas
- 2 ¼ tazas de fideos de huevo congelados

Instrucciones:

Coloca una olla de sopa a fuego medio-alto.

Añade la cebolla, la carne y el apio y saltea hasta que la carne se dore por completo.

Añade perejil, caldo, zanahorias, fideos de huevo, perejil y pimienta.

Cuando comience a hervir, baja el fuego y cocina a fuego lento durante unos 35 a 40 minutos o hasta que la carne y los fideos estén cocidos.

www.ingramcontent.com/pod-product-compliance
Lightning Source LLC
Chambersburg PA
CBHW060656030426
42337CB00017B/2654